Libro di manica gastrica

Questo libroappartiene a:

Questo libro vi aiuterà a tenere traccia della vostra dieta quotidiana, delle emozioni, dell'assunzione di vitamine e integratori, del ritmo del sonno, dell'assunzione di proteine, dell'assunzione di acqua e molto altro ancora.

Libro di bordo della manica gastrica

Data : / /

Peso

Consumo di acqua

1 Coppa = 8 OZ

Farmaci/ integratori

	basso	medio	alto
Qualità del sonno	○	○	○
Livello di energia	○	○	○
Livello di attività	○	○	○

Il mio stato d'animo

cattivo normale buono

○○○○○○○○○○

Esercizio

Note, obiettivi, eventi quotidiani

Registrazione degli alimenti

Alimentazione	Tempo	Immediatamente	Dopo 1 ora	Dopo 3 ore

Traccia la dieta, l'umore, i pasti, le calorie, i farmaci/gli integratori, l'esercizio fisico, il peso e l'intervento di bypass gastrico.

Libro di bordo della manica gastrica

Data : / /

Peso

Consumo di acqua

1 Coppa = 8 OZ

Farmaci/ integratori

	basso	medio	alto
Qualità del sonno	○	○	○
Livello di energia	○	○	○
Livello di attività	○	○	○

Il mio stato d'animo cattivo ○○○○ normale ○○○○○ buono ○

Esercizio

Note, obiettivi, eventi quotidiani

Registrazione degli alimenti

Alimentazione	Tempo	Immediatamente	Dopo 1 ora	Dopo 3 ore

Traccia la dieta, l'umore, i pasti, le calorie, i farmaci/gli integratori, l'esercizio fisico, il peso e l'intervento di bypass gastrico.

Libro di bordo della manica gastrica

Data : / /

Peso

Consumo di acqua

1 Coppa = 8 OZ

Farmaci/ integratori

	basso	medio	alto
Qualità del sonno	○	○	○
Livello di energia	○	○	○
Livello di attività	○	○	○

Il mio stato d'animo cattivo ○○○○ normale ○○○○○ buono ○

Esercizio

Note, obiettivi, eventi quotidiani

Registrazione degli alimenti

Alimentazione	Tempo	Immediatamente	Dopo 1 ora	Dopo 3 ore

Traccia la dieta, l'umore, i pasti, le calorie, i farmaci/gli integratori, l'esercizio fisico, il peso e l'intervento di bypass gastrico.

Libro di bordo della manica gastrica

Data : / /

Peso

Consumo di acqua

1 Coppa = 8 OZ

Farmaci/ integratori

	basso	medio	alto
Qualità del sonno	○	○	○
Livello di energia	○	○	○
Livello di attività	○	○	○

Il mio stato d'animo cattivo ○○○○ normale ○○○○○ buono ○

Esercizio

Note, obiettivi, eventi quotidiani

Registrazione degli alimenti

Alimentazione	Tempo	Immediatamente	Dopo 1 ora	Dopo 3 ore

Traccia la dieta, l'umore, i pasti, le calorie, i farmaci/gli integratori, l'esercizio fisico, il peso e l'intervento di bypass gastrico.

Libro di bordo della manica gastrica

Data : / /

Peso

Consumo di acqua

1 Coppa = 8 OZ

Farmaci/ integratori

	basso	medio	alto
Qualità del sonno	○	○	○
Livello di energia	○	○	○
Livello di attività	○	○	○

Il mio stato d'animo cattivo ○ ○ ○ ○ normale ○ ○ ○ ○ ○ buono ○

Esercizio

Note, obiettivi, eventi quotidiani

Registrazione degli alimenti

Alimentazione	Tempo	Immediatamente	Dopo 1 ora	Dopo 3 ore

Traccia la dieta, l'umore, i pasti, le calorie, i farmaci/gli integratori, l'esercizio fisico, il peso e l'intervento di bypass gastrico.

Libro di bordo della manica gastrica

Data : / /

Peso

Consumo di acqua

1 Coppa = 8 OZ

Farmaci/ integratori

	basso	*medio*	*alto*
Qualità del sonno	○	○	○
Livello di energia	○	○	○
Livello di attività	○	○	○

Il mio stato d'animo *cattivo* *normale* *buono*
○○○○○○○○○○

Esercizio

Note, obiettivi, eventi quotidiani

Registrazione degli alimenti

Alimentazione	*Tempo*	*Immediatamente*	*Dopo 1 ora*	*Dopo 3 ore*

Traccia la dieta, l'umore, i pasti, le calorie, i farmaci/gli integratori, l'esercizio fisico, il peso e l'intervento di bypass gastrico.

Libro di bordo della manica gastrica

Data : / /

Peso

Consumo di acqua

1 Coppa = 8 OZ

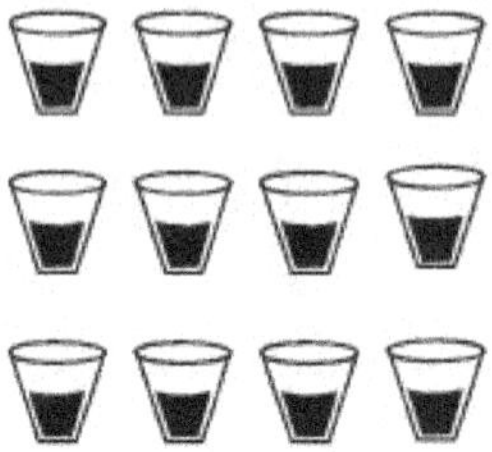

Farmaci/ integratori

	basso	medio	alto
Qualità del sonno	○	○	○
Livello di energia	○	○	○
Livello di attività	○	○	○

Il mio stato d'animo cattivo ○○○○ normale ○○○○○ buono ○

Esercizio

Note, obiettivi, eventi quotidiani

Registrazione degli alimenti

Alimentazione	Tempo	Immediatamente	Dopo 1 ora	Dopo 3 ore

Traccia la dieta, l'umore, i pasti, le calorie, i farmaci/gli integratori, l'esercizio fisico, il peso e l'intervento di bypass gastrico.

Libro di bordo della manica gastrica

Data : / /

Peso

Consumo di acqua

1 Coppa = 8 OZ

Farmaci/ integratori

	basso	medio	alto
Qualità del sonno	○	○	○
Livello di energia	○	○	○
Livello di attività	○	○	○

Il mio stato d'animo cattivo normale buono

○○○○○○○○○○

Esercizio

Note, obiettivi, eventi quotidiani

Registrazione degli alimenti

Alimentazione	Tempo	Immediatamente	Dopo 1 ora	Dopo 3 ore

Traccia la dieta, l'umore, i pasti, le calorie, i farmaci/gli integratori, l'esercizio fisico, il peso e l'intervento di bypass gastrico.

Libro di bordo della manica gastrica

Data :   /   /

Peso

Consumo di acqua

1 Coppa = 8 OZ

Farmaci/ integratori

	basso	medio	alto
Qualità del sonno	○	○	○
Livello di energia	○	○	○
Livello di attività	○	○	○

Il mio stato d'animo — cattivo ○○○○ normale ○○○○○ buono ○

Esercizio

Note, obiettivi, eventi quotidiani

Registrazione degli alimenti

Alimentazione	Tempo	Immediatamente	Dopo 1 ora	Dopo 3 ore

Traccia la dieta, l'umore, i pasti, le calorie, i farmaci/gli integratori, l'esercizio fisico, il peso e l'intervento di bypass gastrico.

Libro di bordo della manica gastrica

Data : / /

Peso

Consumo di acqua

1 Coppa = 8 OZ

Farmaci/ integratori

	basso	medio	alto
Qualità del sonno	○	○	○
Livello di energia	○	○	○
Livello di attività	○	○	○

Il mio stato d'animo

cattivo — normale — buono

○○○○○○○○○○

Esercizio

Note, obiettivi, eventi quotidiani

Registrazione degli alimenti

Alimentazione	Tempo	Immediatamente	Dopo 1 ora	Dopo 3 ore

Traccia la dieta, l'umore, i pasti, le calorie, i farmaci/gli integratori, l'esercizio fisico, il peso e l'intervento di bypass gastrico.

Libro di bordo della manica gastrica

Data : / /

Peso

Farmaci/ integratori

Consumo di acqua

1 Coppa = 8 OZ

	basso	medio	alto
Qualità del sonno	○	○	○
Livello di energia	○	○	○
Livello di attività	○	○	○

Il mio stato d'animo — cattivo ○○○○ normale ○○○○○ buono ○

Esercizio

Note, obiettivi, eventi quotidiani

Registrazione degli alimenti

Alimentazione	Tempo	Immediatamente	Dopo 1 ora	Dopo 3 ore

Traccia la dieta, l'umore, i pasti, le calorie, i farmaci/gli integratori, l'esercizio fisico, il peso e l'intervento di bypass gastrico.

Libro di bordo della manica gastrica

Data : / /

Peso

Farmaci/ integratori

Consumo di acqua

1 Coppa = 8 OZ

	basso	medio	alto
Qualità del sonno	○	○	○
Livello di energia	○	○	○
Livello di attività	○	○	○

Il mio stato d'animo

cattivo ○ ○ ○ ○ normale ○ ○ ○ ○ ○ buono ○

Esercizio

Note, obiettivi, eventi quotidiani

Registrazione degli alimenti

Alimentazione	Tempo	Immediatamente	Dopo 1 ora	Dopo 3 ore

Traccia la dieta, l'umore, i pasti, le calorie, i farmaci/gli integratori, l'esercizio fisico, il peso e l'intervento di bypass gastrico.

Libro di bordo della manica gastrica

Data : / /

Peso

Consumo di acqua

1 Coppa = 8 OZ

Farmaci/ integratori

	basso	medio	alto
Qualità del sonno	○	○	○
Livello di energia	○	○	○
Livello di attività	○	○	○

Il mio stato d'animo cattivo ○○○○ normale ○○○○○ buono ○

Esercizio

Note, obiettivi, eventi quotidiani

Registrazione degli alimenti

Alimentazione	Tempo	Immediatamente	Dopo 1 ora	Dopo 3 ore

Traccia la dieta, l'umore, i pasti, le calorie, i farmaci/gli integratori, l'esercizio fisico, il peso e l'intervento di bypass gastrico.

Libro di bordo della manica gastrica

Data : / /

Peso

Consumo di acqua

1 Coppa = 8 OZ

Farmaci/ integratori

	basso	medio	alto
Qualità del sonno	○	○	○
Livello di energia	○	○	○
Livello di attività	○	○	○

Il mio stato d'animo — cattivo ○○○○ normale ○○○○○ buono ○

Esercizio

Note, obiettivi, eventi quotidiani

Registrazione degli alimenti

Alimentazione	Tempo	Immediatamente	Dopo 1 ora	Dopo 3 ore

Traccia la dieta, l'umore, i pasti, le calorie, i farmaci/gli integratori, l'esercizio fisico, il peso e l'intervento di bypass gastrico.

Libro di bordo della manica gastrica

Data : / /

Peso

Consumo di acqua

1 Coppa = 8 OZ

Farmaci/ integratori

	basso	medio	alto
Qualità del sonno	○	○	○
Livello di energia	○	○	○
Livello di attività	○	○	○

Il mio stato d'animo

cattivo · normale · buono

○○○○○○○○○○

Esercizio

Note, obiettivi, eventi quotidiani

Registrazione degli alimenti

Alimentazione	Tempo	Immediatamente	Dopo 1 ora	Dopo 3 ore

Traccia la dieta, l'umore, i pasti, le calorie, i farmaci/gli integratori, l'esercizio fisico, il peso e l'intervento di bypass gastrico.

Libro di bordo della manica gastrica

Data : / /

Peso

Consumo di acqua

1 Coppa = 8 OZ

Farmaci/ integratori

	basso	medio	alto
Qualità del sonno	○	○	○
Livello di energia	○	○	○
Livello di attività	○	○	○

Il mio stato d'animo cattivo ○○○○ normale ○○○○○ buono

Esercizio

Note, obiettivi, eventi quotidiani

Registrazione degli alimenti

Alimentazione	Tempo	Immediatamente	Dopo 1 ora	Dopo 3 ore

Traccia la dieta, l'umore, i pasti, le calorie, i farmaci/gli integratori, l'esercizio fisico, il peso e l'intervento di bypass gastrico.

Libro di bordo della manica gastrica

Data : / /

Peso

Consumo di acqua

1 Coppa = 8 OZ

Farmaci/ integratori

	basso	medio	alto
Qualità del sonno	○	○	○
Livello di energia	○	○	○
Livello di attività	○	○	○

Il mio stato d'animo cattivo ○○○○○○○○○○ normale buono

Esercizio

Note, obiettivi, eventi quotidiani

Registrazione degli alimenti

Alimentazione	Tempo	Immediatamente	Dopo 1 ora	Dopo 3 ore

Traccia la dieta, l'umore, i pasti, le calorie, i farmaci/gli integratori, l'esercizio fisico, il peso e l'intervento di bypass gastrico.

Libro di bordo della manica gastrica

Data : / /

Peso

Consumo di acqua

1 Coppa = 8 OZ

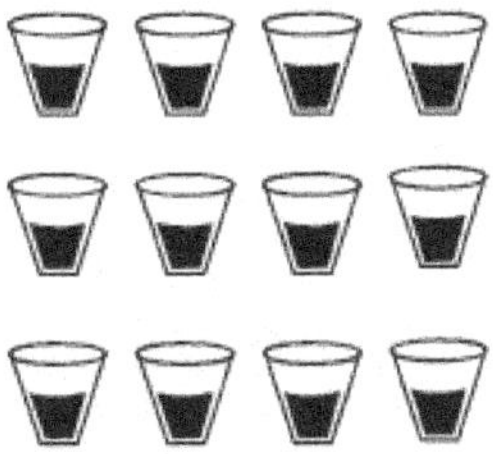

Farmaci/ integratori

	basso	medio	alto
Qualità del sonno	○	○	○
Livello di energia	○	○	○
Livello di attività	○	○	○

Il mio stato d'animo — cattivo ○ ○ ○ ○ normale ○ ○ ○ ○ ○ buono ○

Esercizio

Note, obiettivi, eventi quotidiani

Registrazione degli alimenti

Alimentazione	Tempo	Immediatamente	Dopo 1 ora	Dopo 3 ore

Traccia la dieta, l'umore, i pasti, le calorie, i farmaci/gli integratori, l'esercizio fisico, il peso e l'intervento di bypass gastrico.

Libro di bordo della manica gastrica

Data : / /

Peso

Consumo di acqua

1 Coppa = 8 OZ

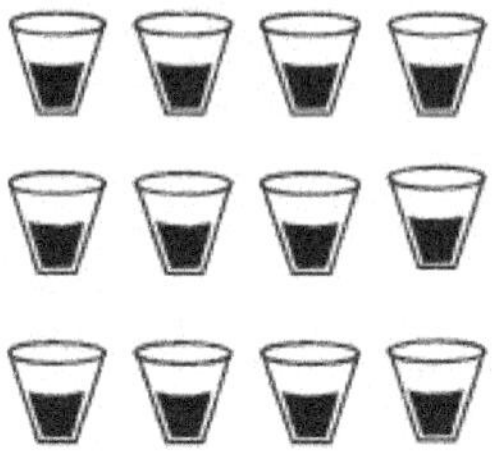

Farmaci/ integratori

	basso	medio	alto
Qualità del sonno	○	○	○
Livello di energia	○	○	○
Livello di attività	○	○	○

Il mio stato d'animo cattivo ○ ○ ○ ○ normale ○ ○ ○ ○ ○ buono ○

Esercizio

Note, obiettivi, eventi quotidiani

Registrazione degli alimenti

Alimentazione	Tempo	Immediatamente	Dopo 1 ora	Dopo 3 ore

Traccia la dieta, l'umore, i pasti, le calorie, i farmaci/gli integratori, l'esercizio fisico, il peso e l'intervento di bypass gastrico.

Libro di bordo della manica gastrica

Data : / /

Peso

Consumo di acqua

1 Coppa = 8 OZ

Farmaci/ integratori

	basso	medio	alto
Qualità del sonno	○	○	○
Livello di energia	○	○	○
Livello di attività	○	○	○

Il mio stato d'animo

cattivo — normale — buono

○○○○○○○○○○

Esercizio

Note, obiettivi, eventi quotidiani

Registrazione degli alimenti

Alimentazione	Tempo	Immediatamente	Dopo 1 ora	Dopo 3 ore

Traccia la dieta, l'umore, i pasti, le calorie, i farmaci/gli integratori, l'esercizio fisico, il peso e l'intervento di bypass gastrico.

Libro di bordo della manica gastrica

Data : / /

Peso

Consumo di acqua

1 Coppa = 8 OZ

Farmaci/ integratori

	basso	medio	alto
Qualità del sonno	○	○	○
Livello di energia	○	○	○
Livello di attività	○	○	○

Il mio stato d'animo cattivo ○○○○ normale ○○○○○ buono ○

Esercizio

Note, obiettivi, eventi quotidiani

Registrazione degli alimenti

Alimentazione	Tempo	Immediatamente	Dopo 1 ora	Dopo 3 ore

Traccia la dieta, l'umore, i pasti, le calorie, i farmaci/gli integratori, l'esercizio fisico, il peso e l'intervento di bypass gastrico.

Libro di bordo della manica gastrica

Data : / /

Peso

Consumo di acqua

1 Coppa = 8 OZ

Farmaci/ integratori

	basso	medio	alto
Qualità del sonno	○	○	○
Livello di energia	○	○	○
Livello di attività	○	○	○

Il mio stato d'animo cattivo ○○○○ normale ○○○○○ buono ○

Esercizio

Note, obiettivi, eventi quotidiani

Registrazione degli alimenti

Alimentazione	Tempo	Immediatamente	Dopo 1 ora	Dopo 3 ore

Traccia la dieta, l'umore, i pasti, le calorie, i farmaci/gli integratori, l'esercizio fisico, il peso e l'intervento di bypass gastrico.

Libro di bordo della manica gastrica

Data : / /

Peso

Consumo di acqua

1 Coppa = 8 OZ

Farmaci/ integratori

	basso	medio	alto
Qualità del sonno	○	○	○
Livello di energia	○	○	○
Livello di attività	○	○	○

Il mio stato d'animo cattivo ○○○○ normale ○○○○○ buono ○

Esercizio

Note, obiettivi, eventi quotidiani

Registrazione degli alimenti

Alimentazione	Tempo	Immediatamente	Dopo 1 ora	Dopo 3 ore

Traccia la dieta, l'umore, i pasti, le calorie, i farmaci/gli integratori, l'esercizio fisico, il peso e l'intervento di bypass gastrico.

Libro di bordo della manica gastrica

Data : / /

Peso

Consumo di acqua

1 Coppa = 8 OZ

Farmaci/ integratori

	basso	medio	alto
Qualità del sonno	○	○	○
Livello di energia	○	○	○
Livello di attività	○	○	○

Il mio stato d'animo cattivo ○○○○ normale ○○○○○ buono ○

Esercizio

Note, obiettivi, eventi quotidiani

Registrazione degli alimenti

Alimentazione	Tempo	Immediatamente	Dopo 1 ora	Dopo 3 ore

Traccia la dieta, l'umore, i pasti, le calorie, i farmaci/gli integratori, l'esercizio fisico, il peso e l'intervento di bypass gastrico.

Libro di bordo della manica gastrica

Data : / /

Peso

Consumo di acqua

1 Coppa = 8 OZ

Farmaci/ integratori

	basso	medio	alto
Qualità del sonno	○	○	○
Livello di energia	○	○	○
Livello di attività	○	○	○

Il mio stato d'animo cattivo ○○○○ normale ○○○○○ buono ○

Esercizio

Note, obiettivi, eventi quotidiani

Registrazione degli alimenti

Alimentazione	Tempo	Immediatamente	Dopo 1 ora	Dopo 3 ore

Traccia la dieta, l'umore, i pasti, le calorie, i farmaci/gli integratori, l'esercizio fisico, il peso e l'intervento di bypass gastrico.

Libro di bordo della manica gastrica

Data : / /

Peso

Farmaci/ integratori

Consumo di acqua

1 Coppa = 8 OZ

	basso	medio	alto
Qualità del sonno	○	○	○
Livello di energia	○	○	○
Livello di attività	○	○	○

Il mio stato d'animo cattivo ○○○○ normale ○○○○○ buono ○

Esercizio

Note, obiettivi, eventi quotidiani

Registrazione degli alimenti

Alimentazione	Tempo	Immediatamente	Dopo 1 ora	Dopo 3 ore

Traccia la dieta, l'umore, i pasti, le calorie, i farmaci/gli integratori, l'esercizio fisico, il peso e l'intervento di bypass gastrico.

Libro di bordo della manica gastrica

Data : / /

Peso

Consumo di acqua

1 Coppa = 8 OZ

Farmaci/ integratori

	basso	medio	alto
Qualità del sonno	○	○	○
Livello di energia	○	○	○
Livello di attività	○	○	○

Il mio stato d'animo cattivo ○○○○ normale ○○○○○ buono ○

Esercizio

Note, obiettivi, eventi quotidiani

Registrazione degli alimenti

Alimentazione	Tempo	Immediatamente	Dopo 1 ora	Dopo 3 ore

Traccia la dieta, l'umore, i pasti, le calorie, i farmaci/gli integratori, l'esercizio fisico, il peso e l'intervento di bypass gastrico.

Libro di bordo della manica gastrica

Data : / /

Peso

Consumo di acqua

1 Coppa = 8 OZ

Farmaci/ integratori

	basso	medio	alto
Qualità del sonno	○	○	○
Livello di energia	○	○	○
Livello di attività	○	○	○

Il mio stato d'animo

cattivo — normale — buono

○○○○○○○○○○

Esercizio

Note, obiettivi, eventi quotidiani

Registrazione degli alimenti

Alimentazione	Tempo	Immediatamente	Dopo 1 ora	Dopo 3 ore

Traccia la dieta, l'umore, i pasti, le calorie, i farmaci/gli integratori, l'esercizio fisico, il peso e l'intervento di bypass gastrico.

Libro di bordo della manica gastrica

Data : / /

Peso

Consumo di acqua

1 Coppa = 8 OZ

Farmaci/ integratori

	basso	medio	alto
Qualità del sonno	○	○	○
Livello di energia	○	○	○
Livello di attività	○	○	○

Il mio stato d'animo cattivo ○○○○ normale ○○○○○ buono ○

Esercizio

Note, obiettivi, eventi quotidiani

Registrazione degli alimenti

Alimentazione	Tempo	Immediatamente	Dopo 1 ora	Dopo 3 ore

Traccia la dieta, l'umore, i pasti, le calorie, i farmaci/gli integratori, l'esercizio fisico, il peso e l'intervento di bypass gastrico.

Libro di bordo della manica gastrica

Data : / /

Peso

Farmaci/ integratori

Consumo di acqua

1 Coppa = 8 OZ

	basso	medio	alto
Qualità del sonno	○	○	○
Livello di energia	○	○	○
Livello di attività	○	○	○

Il mio stato d'animo

cattivo normale buono

○○○○○○○○○○

Esercizio

Note, obiettivi, eventi quotidiani

Registrazione degli alimenti

Alimentazione	Tempo	Immediatamente	Dopo 1 ora	Dopo 3 ore

Traccia la dieta, l'umore, i pasti, le calorie, i farmaci/gli integratori, l'esercizio fisico, il peso e l'intervento di bypass gastrico.

Libro di bordo della manica gastrica

Data : / /

Peso

Farmaci/ integratori

Consumo di acqua

1 Coppa = 8 OZ

	basso	medio	alto
Qualità del sonno	○	○	○
Livello di energia	○	○	○
Livello di attività	○	○	○

Il mio stato d'animo cattivo ○○○○ normale ○○○○○ buono ○

Esercizio

Note, obiettivi, eventi quotidiani

Registrazione degli alimenti

Alimentazione	Tempo	Immediatamente	Dopo 1 ora	Dopo 3 ore

Traccia la dieta, l'umore, i pasti, le calorie, i farmaci/gli integratori, l'esercizio fisico, il peso e l'intervento di bypass gastrico.

Libro di bordo della manica gastrica

Data : / /

Peso

Consumo di acqua

1 Coppa = 8 OZ

Farmaci/ integratori

	basso	medio	alto
Qualità del sonno	○	○	○
Livello di energia	○	○	○
Livello di attività	○	○	○

Il mio stato d'animo

cattivo — normale — buono

○ ○ ○ ○ ○ ○ ○ ○ ○ ○

Esercizio

Note, obiettivi, eventi quotidiani

Registrazione degli alimenti

Alimentazione	Tempo	Immediatamente	Dopo 1 ora	Dopo 3 ore

Traccia la dieta, l'umore, i pasti, le calorie, i farmaci/gli integratori, l'esercizio fisico, il peso e l'intervento di bypass gastrico.

Libro di bordo della manica gastrica

Data : / /

Peso

Consumo di acqua

1 Coppa = 8 OZ

Farmaci/ integratori

	basso	medio	alto
Qualità del sonno	○	○	○
Livello di energia	○	○	○
Livello di attività	○	○	○

Il mio stato d'animo

cattivo normale buono

○○○○○○○○○○

Esercizio

Note, obiettivi, eventi quotidiani

Registrazione degli alimenti

Alimentazione	Tempo	Immediatamente	Dopo 1 ora	Dopo 3 ore

Traccia la dieta, l'umore, i pasti, le calorie, i farmaci/gli integratori, l'esercizio fisico, il peso e l'intervento di bypass gastrico.

Libro di bordo della manica gastrica

Data :   /   /

Peso

Consumo di acqua

1 Coppa = 8 OZ

Farmaci/ integratori

	basso	medio	alto
Qualità del sonno	○	○	○
Livello di energia	○	○	○
Livello di attività	○	○	○

Il mio stato d'animo

cattivo   normale   buono

Esercizio

Note, obiettivi, eventi quotidiani

Registrazione degli alimenti

Alimentazione	Tempo	Immediatamente	Dopo 1 ora	Dopo 3 ore

Traccia la dieta, l'umore, i pasti, le calorie, i farmaci/gli integratori, l'esercizio fisico, il peso e l'intervento di bypass gastrico.

Libro di bordo della manica gastrica

Data : / /

Peso

Consumo di acqua

1 Coppa = 8 OZ

Farmaci/ integratori

	basso	medio	alto
Qualità del sonno	○	○	○
Livello di energia	○	○	○
Livello di attività	○	○	○

Il mio stato d'animo cattivo ○○○○ normale ○○○○○ buono ○

Esercizio

Note, obiettivi, eventi quotidiani

Registrazione degli alimenti

Alimentazione	Tempo	Immediatamente	Dopo 1 ora	Dopo 3 ore

Traccia la dieta, l'umore, i pasti, le calorie, i farmaci/gli integratori, l'esercizio fisico, il peso e l'intervento di bypass gastrico.

Libro di bordo della manica gastrica

Data : / /

Peso

Consumo di acqua

1 Coppa = 8 OZ

Farmaci/ integratori

	basso	medio	alto
Qualità del sonno	○	○	○
Livello di energia	○	○	○
Livello di attività	○	○	○

Il mio stato d'animo

cattivo ○○○○ normale ○○○○○ buono ○

Esercizio

Note, obiettivi, eventi quotidiani

Registrazione degli alimenti

Alimentazione	Tempo	Immediatamente	Dopo 1 ora	Dopo 3 ore

Traccia la dieta, l'umore, i pasti, le calorie, i farmaci/gli integratori, l'esercizio fisico, il peso e l'intervento di bypass gastrico.

Libro di bordo della manica gastrica

Data : / /

Peso

Consumo di acqua

1 Coppa = 8 OZ

Farmaci/ integratori

	basso	medio	alto
Qualità del sonno	○	○	○
Livello di energia	○	○	○
Livello di attività	○	○	○

Il mio stato d'animo cattivo normale buono
○○○○○○○○○○

Esercizio

Note, obiettivi, eventi quotidiani

Registrazione degli alimenti

Alimentazione	Tempo	Immediatamente	Dopo 1 ora	Dopo 3 ore

Traccia la dieta, l'umore, i pasti, le calorie, i farmaci/gli integratori, l'esercizio fisico, il peso e l'intervento di bypass gastrico.

Libro di bordo della manica gastrica

Data : / /

Peso

Farmaci/ integratori

Consumo di acqua

1 Coppa = 8 OZ

	basso	medio	alto
Qualità del sonno	○	○	○
Livello di energia	○	○	○
Livello di attività	○	○	○

Il mio stato d'animo cattivo ○○○○ normale ○○○○○ buono ○

Esercizio

Note, obiettivi, eventi quotidiani

Registrazione degli alimenti

Alimentazione	Tempo	Immediatamente	Dopo 1 ora	Dopo 3 ore

Traccia la dieta, l'umore, i pasti, le calorie, i farmaci/gli integratori, l'esercizio fisico, il peso e l'intervento di bypass gastrico.

Libro di bordo della manica gastrica

Data : / /

Peso

Consumo di acqua

1 Coppa = 8 OZ

Farmaci/ integratori

	basso	medio	alto
Qualità del sonno	○	○	○
Livello di energia	○	○	○
Livello di attività	○	○	○

Il mio stato d'animo — cattivo ○○○○ normale ○○○○○ buono ○

Esercizio

Note, obiettivi, eventi quotidiani

Registrazione degli alimenti

Alimentazione	Tempo	Immediatamente	Dopo 1 ora	Dopo 3 ore

Traccia la dieta, l'umore, i pasti, le calorie, i farmaci/gli integratori, l'esercizio fisico, il peso e l'intervento di bypass gastrico.

Libro di bordo della manica gastrica

Data : / /

Peso

Consumo di acqua

1 Coppa = 8 OZ

Farmaci/ integratori

	basso	medio	alto
Qualità del sonno	○	○	○
Livello di energia	○	○	○
Livello di attività	○	○	○

Il mio stato d'animo cattivo ○○○○ normale ○○○○○ buono ○

Esercizio

Note, obiettivi, eventi quotidiani

Registrazione degli alimenti

Alimentazione	Tempo	Immediatamente	Dopo 1 ora	Dopo 3 ore

Traccia la dieta, l'umore, i pasti, le calorie, i farmaci/gli integratori, l'esercizio fisico, il peso e l'intervento di bypass gastrico.

Libro di bordo della manica gastrica

Data : / /

Peso

Consumo di acqua

1 Coppa = 8 OZ

Farmaci/ integratori

	basso	medio	alto
Qualità del sonno	○	○	○
Livello di energia	○	○	○
Livello di attività	○	○	○

Il mio stato d'animo — cattivo ○○○○ normale ○○○○○ buono ○

Esercizio

Note, obiettivi, eventi quotidiani

Registrazione degli alimenti

Alimentazione	Tempo	Immediatamente	Dopo 1 ora	Dopo 3 ore

Traccia la dieta, l'umore, i pasti, le calorie, i farmaci/gli integratori, l'esercizio fisico, il peso e l'intervento di bypass gastrico.

Libro di bordo della manica gastrica

Data : / /

Peso

Consumo di acqua

1 Coppa = 8 OZ

Farmaci/ integratori

	basso	medio	alto
Qualità del sonno	○	○	○
Livello di energia	○	○	○
Livello di attività	○	○	○

Il mio stato d'animo — cattivo ○○○○○○○○○○ buono (normale)

Esercizio

Note, obiettivi, eventi quotidiani

Registrazione degli alimenti

Alimentazione	Tempo	Immediatamente	Dopo 1 ora	Dopo 3 ore

Traccia la dieta, l'umore, i pasti, le calorie, i farmaci/gli integratori, l'esercizio fisico, il peso e l'intervento di bypass gastrico.

Libro di bordo della manica gastrica

Data : / /

Peso

Consumo di acqua

1 Coppa = 8 OZ

Farmaci/ integratori

	basso	medio	alto
Qualità del sonno	○	○	○
Livello di energia	○	○	○
Livello di attività	○	○	○

Il mio stato d'animo — cattivo ○○○○ normale ○○○○○ buono ○

Esercizio

Note, obiettivi, eventi quotidiani

Registrazione degli alimenti

Alimentazione	Tempo	Immediatamente	Dopo 1 ora	Dopo 3 ore

Traccia la dieta, l'umore, i pasti, le calorie, i farmaci/gli integratori, l'esercizio fisico, il peso e l'intervento di bypass gastrico.

Libro di bordo della manica gastrica

Data : / /

Peso

Consumo di acqua

1 Coppa = 8 OZ

Farmaci/ integratori

	basso	medio	alto
Qualità del sonno	○	○	○
Livello di energia	○	○	○
Livello di attività	○	○	○

Il mio stato d'animo cattivo ○○○○ normale ○○○○○ buono ○

Esercizio

Note, obiettivi, eventi quotidiani

Registrazione degli alimenti

Alimentazione	Tempo	Immediatamente	Dopo 1 ora	Dopo 3 ore

Traccia la dieta, l'umore, i pasti, le calorie, i farmaci/gli integratori, l'esercizio fisico, il peso e l'intervento di bypass gastrico.

Libro di bordo della manica gastrica

Data : / /

Peso

Consumo di acqua

1 Coppa = 8 OZ

Farmaci/ integratori

	basso	medio	alto
Qualità del sonno	○	○	○
Livello di energia	○	○	○
Livello di attività	○	○	○

Il mio stato d'animo — cattivo … normale … buono

○○○○○○○○○○

Esercizio

Note, obiettivi, eventi quotidiani

Registrazione degli alimenti

Alimentazione	Tempo	Immediatamente	Dopo 1 ora	Dopo 3 ore

Traccia la dieta, l'umore, i pasti, le calorie, i farmaci/gli integratori, l'esercizio fisico, il peso e l'intervento di bypass gastrico.

Libro di bordo della manica gastrica

Data : / /

Peso

Consumo di acqua

1 Coppa = 8 OZ

Farmaci/ integratori

	basso	medio	alto
Qualità del sonno	○	○	○
Livello di energia	○	○	○
Livello di attività	○	○	○

Il mio stato d'animo cattivo ○○○○ normale ○○○○○ buono ○

Esercizio

Note, obiettivi, eventi quotidiani

Registrazione degli alimenti

Alimentazione	Tempo	Immediatamente	Dopo 1 ora	Dopo 3 ore

Traccia la dieta, l'umore, i pasti, le calorie, i farmaci/gli integratori, l'esercizio fisico, il peso e l'intervento di bypass gastrico.

Libro di bordo della manica gastrica

Data : / /

Peso

Consumo di acqua

1 Coppa = 8 OZ

Farmaci/ integratori

	basso	medio	alto
Qualità del sonno	○	○	○
Livello di energia	○	○	○
Livello di attività	○	○	○

Il mio stato d'animo

cattivo ○○○○ normale ○○○○○ buono ○

Esercizio

Note, obiettivi, eventi quotidiani

Registrazione degli alimenti

Alimentazione	Tempo	Immediatamente	Dopo 1 ora	Dopo 3 ore

Traccia la dieta, l'umore, i pasti, le calorie, i farmaci/gli integratori, l'esercizio fisico, il peso e l'intervento di bypass gastrico.

Libro di bordo della manica gastrica

Data : / /

Peso

Consumo di acqua

1 Coppa = 8 OZ

Farmaci/ integratori

	basso	medio	alto
Qualità del sonno	○	○	○
Livello di energia	○	○	○
Livello di attività	○	○	○

Il mio stato d'animo — cattivo ○○○○ normale ○○○○○ buono ○

Esercizio

Note, obiettivi, eventi quotidiani

Registrazione degli alimenti

Alimentazione	Tempo	Immediatamente	Dopo 1 ora	Dopo 3 ore

Traccia la dieta, l'umore, i pasti, le calorie, i farmaci/gli integratori, l'esercizio fisico, il peso e l'intervento di bypass gastrico.

Libro di bordo della manica gastrica

Data : / /

Peso

Consumo di acqua

1 Coppa = 8 OZ

Farmaci/ integratori

	basso	medio	alto
Qualità del sonno	○	○	○
Livello di energia	○	○	○
Livello di attività	○	○	○

Il mio stato d'animo cattivo ○○○○○○○○○○ normale buono

Esercizio

Note, obiettivi, eventi quotidiani

Registrazione degli alimenti

Alimentazione	Tempo	Immediatamente	Dopo 1 ora	Dopo 3 ore

Traccia la dieta, l'umore, i pasti, le calorie, i farmaci/gli integratori, l'esercizio fisico, il peso e l'intervento di bypass gastrico.

Libro di bordo della manica gastrica

Data : / /

Peso

Consumo di acqua

1 Coppa = 8 OZ

Farmaci/ integratori

	basso	medio	alto
Qualità del sonno	○	○	○
Livello di energia	○	○	○
Livello di attività	○	○	○

Il mio stato d'animo cattivo ○○○○ normale ○○○○○ buono ○

Esercizio

Note, obiettivi, eventi quotidiani

Registrazione degli alimenti

Alimentazione	Tempo	Immediatamente	Dopo 1 ora	Dopo 3 ore

Traccia la dieta, l'umore, i pasti, le calorie, i farmaci/gli integratori, l'esercizio fisico, il peso e l'intervento di bypass gastrico.

Libro di bordo della manica gastrica

Data : / /

Peso

Farmaci/ integratori

Consumo di acqua

1 Coppa = 8 OZ

	basso	medio	alto
Qualità del sonno	○	○	○
Livello di energia	○	○	○
Livello di attività	○	○	○

Il mio stato d'animo — cattivo ○ ○ ○ ○ normale ○ ○ ○ ○ ○ buono ○

Esercizio

Note, obiettivi, eventi quotidiani

Registrazione degli alimenti

Alimentazione	Tempo	Immediatamente	Dopo 1 ora	Dopo 3 ore

Traccia la dieta, l'umore, i pasti, le calorie, i farmaci/gli integratori, l'esercizio fisico, il peso e l'intervento di bypass gastrico.

Libro di bordo della manica gastrica

Data : / /

Peso

Consumo di acqua

1 Coppa = 8 OZ

Farmaci/ integratori

	basso	medio	alto
Qualità del sonno	○	○	○
Livello di energia	○	○	○
Livello di attività	○	○	○

Il mio stato d'animo — cattivo ○ ○ ○ ○ normale ○ ○ ○ ○ ○ buono ○

Esercizio

Note, obiettivi, eventi quotidiani

Registrazione degli alimenti

Alimentazione	Tempo	Immediatamente	Dopo 1 ora	Dopo 3 ore

Traccia la dieta, l'umore, i pasti, le calorie, i farmaci/gli integratori, l'esercizio fisico, il peso e l'intervento di bypass gastrico.

Libro di bordo della manica gastrica

Data : / /

Peso

Consumo di acqua

1 Coppa = 8 OZ

Farmaci/ integratori

	basso	medio	alto
Qualità del sonno	○	○	○
Livello di energia	○	○	○
Livello di attività	○	○	○

Il mio stato d'animo

cattivo ○ ○ ○ ○ normale ○ ○ ○ ○ ○ buono ○

Esercizio

Note, obiettivi, eventi quotidiani

Registrazione degli alimenti

Alimentazione	Tempo	Immediatamente	Dopo 1 ora	Dopo 3 ore

Traccia la dieta, l'umore, i pasti, le calorie, i farmaci/gli integratori, l'esercizio fisico, il peso e l'intervento di bypass gastrico.

Libro di bordo della manica gastrica

Data : / /

Peso

Farmaci/ integratori

Consumo di acqua

1 Coppa = 8 OZ

	basso	medio	alto
Qualità del sonno	○	○	○
Livello di energia	○	○	○
Livello di attività	○	○	○

Il mio stato d'animo cattivo ○○○○ normale ○○○○○ buono ○

Esercizio

Note, obiettivi, eventi quotidiani

Registrazione degli alimenti

Alimentazione	Tempo	Immediatamente	Dopo 1 ora	Dopo 3 ore

Traccia la dieta, l'umore, i pasti, le calorie, i farmaci/gli integratori, l'esercizio fisico, il peso e l'intervento di bypass gastrico.

Libro di bordo della manica gastrica

Data : / /

Peso

Consumo di acqua

1 Coppa = 8 OZ

Farmaci/ integratori

	basso	medio	alto
Qualità del sonno	○	○	○
Livello di energia	○	○	○
Livello di attività	○	○	○

Il mio stato d'animo — cattivo … normale … buono

○○○○○○○○○○

Esercizio

Note, obiettivi, eventi quotidiani

Registrazione degli alimenti

Alimentazione	Tempo	Immediatamente	Dopo 1 ora	Dopo 3 ore

Traccia la dieta, l'umore, i pasti, le calorie, i farmaci/gli integratori, l'esercizio fisico, il peso e l'intervento di bypass gastrico.

Libro di bordo della manica gastrica

Data : / /

Peso

Consumo di acqua

1 Coppa = 8 OZ

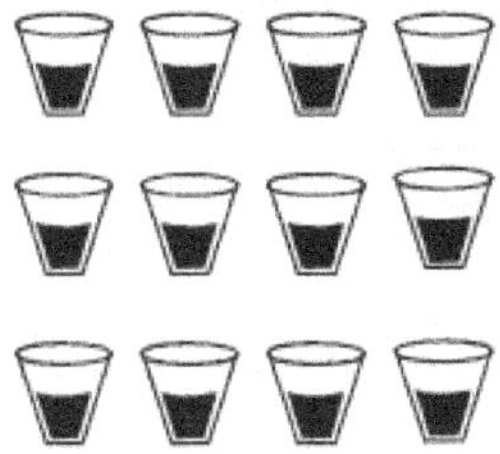

Farmaci/ integratori

	basso	medio	alto
Qualità del sonno	○	○	○
Livello di energia	○	○	○
Livello di attività	○	○	○

Il mio stato d'animo — cattivo ○○○○ normale ○○○○○ buono ○

Esercizio

Note, obiettivi, eventi quotidiani

Registrazione degli alimenti

Alimentazione	Tempo	Immediatamente	Dopo 1 ora	Dopo 3 ore

Traccia la dieta, l'umore, i pasti, le calorie, i farmaci/gli integratori, l'esercizio fisico, il peso e l'intervento di bypass gastrico.

Libro di bordo della manica gastrica

Data : / /

Peso

Consumo di acqua

1 Coppa = 8 OZ

Farmaci/ integratori

	basso	medio	alto
Qualità del sonno	○	○	○
Livello di energia	○	○	○
Livello di attività	○	○	○

Il mio stato d'animo cattivo ○○○○ normale ○○○○○ buono ○

Esercizio

Note, obiettivi, eventi quotidiani

Registrazione degli alimenti

Alimentazione	Tempo	Immediatamente	Dopo 1 ora	Dopo 3 ore

Traccia la dieta, l'umore, i pasti, le calorie, i farmaci/gli integratori, l'esercizio fisico, il peso e l'intervento di bypass gastrico.

Libro di bordo della manica gastrica

Data : / /

Peso

Consumo di acqua

1 Coppa = 8 OZ

Farmaci/ integratori

	basso	medio	alto
Qualità del sonno	○	○	○
Livello di energia	○	○	○
Livello di attività	○	○	○

Il mio stato d'animo — cattivo ○○○○ normale ○○○○○ buono ○

Esercizio

Note, obiettivi, eventi quotidiani

Registrazione degli alimenti

Alimentazione	Tempo	Immediatamente	Dopo 1 ora	Dopo 3 ore

Traccia la dieta, l'umore, i pasti, le calorie, i farmaci/gli integratori, l'esercizio fisico, il peso e l'intervento di bypass gastrico.

Libro di bordo della manica gastrica

Data : / /

Peso

Consumo di acqua

1 Coppa = 8 OZ

Farmaci/ integratori

	basso	medio	alto
Qualità del sonno	○	○	○
Livello di energia	○	○	○
Livello di attività	○	○	○

Il mio stato d'animo cattivo ○ ○ ○ ○ normale ○ ○ ○ ○ ○ buono ○

Esercizio

Note, obiettivi, eventi quotidiani

Registrazione degli alimenti

Alimentazione	Tempo	Immediatamente	Dopo 1 ora	Dopo 3 ore

Traccia la dieta, l'umore, i pasti, le calorie, i farmaci/gli integratori, l'esercizio fisico, il peso e l'intervento di bypass gastrico.

Libro di bordo della manica gastrica

Data : / /

Peso

Consumo di acqua

1 Coppa = 8 OZ

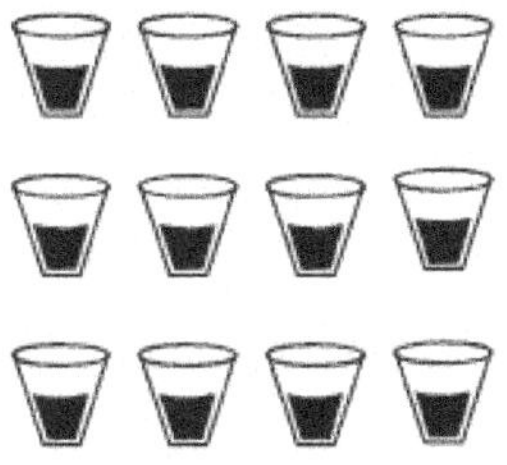

Farmaci/ integratori

	basso	medio	alto
Qualità del sonno	○	○	○
Livello di energia	○	○	○
Livello di attività	○	○	○

Il mio stato d'animo cattivo ○○○○ normale ○○○○○ buono ○

Esercizio

Note, obiettivi, eventi quotidiani

Registrazione degli alimenti

Alimentazione	Tempo	Immediatamente	Dopo 1 ora	Dopo 3 ore

Traccia la dieta, l'umore, i pasti, le calorie, i farmaci/gli integratori, l'esercizio fisico, il peso e l'intervento di bypass gastrico.

Libro di bordo della manica gastrica

Data : / /

Peso

Consumo di acqua

1 Coppa = 8 OZ

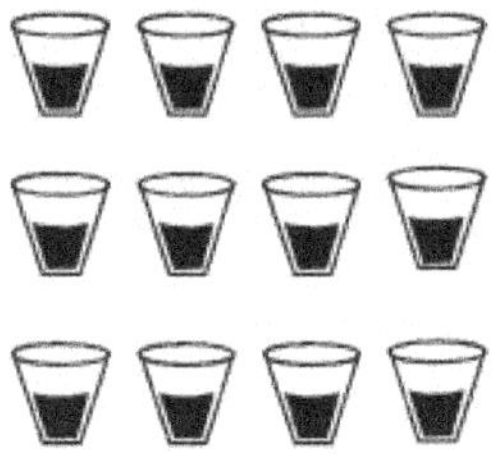

Farmaci/ integratori

	basso	medio	alto
Qualità del sonno	○	○	○
Livello di energia	○	○	○
Livello di attività	○	○	○

Il mio stato d'animo — cattivo ○○○○○○○○○○ buono (normale al centro)

Esercizio

Note, obiettivi, eventi quotidiani

Registrazione degli alimenti

Alimentazione	Tempo	Immediatamente	Dopo 1 ora	Dopo 3 ore

Traccia la dieta, l'umore, i pasti, le calorie, i farmaci/gli integratori, l'esercizio fisico, il peso e l'intervento di bypass gastrico.

Libro di bordo della manica gastrica

Data : / /

Peso

Farmaci/ integratori

Consumo di acqua

1 Coppa = 8 OZ

	basso	medio	alto
Qualità del sonno	○	○	○
Livello di energia	○	○	○
Livello di attività	○	○	○

Il mio stato d'animo cattivo ○○○○ normale ○○○○○ buono ○

Esercizio

Note, obiettivi, eventi quotidiani

Registrazione degli alimenti

Alimentazione	Tempo	Immediatamente	Dopo 1 ora	Dopo 3 ore

Traccia la dieta, l'umore, i pasti, le calorie, i farmaci/gli integratori, l'esercizio fisico, il peso e l'intervento di bypass gastrico.

Libro di bordo della manica gastrica

Data : / /

Peso

Consumo di acqua

1 Coppa = 8 OZ

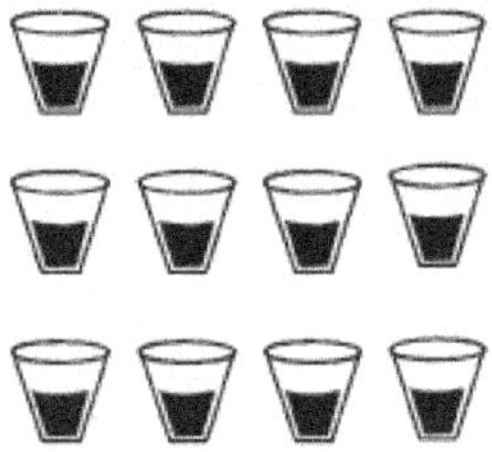

Farmaci/ integratori

	basso	medio	alto
Qualità del sonno	○	○	○
Livello di energia	○	○	○
Livello di attività	○	○	○

Il mio stato d'animo

cattivo ○○○○ normale ○○○○○ buono ○

Esercizio

Note, obiettivi, eventi quotidiani

Registrazione degli alimenti

Alimentazione	Tempo	Immediatamente	Dopo 1 ora	Dopo 3 ore

Traccia la dieta, l'umore, i pasti, le calorie, i farmaci/gli integratori, l'esercizio fisico, il peso e l'intervento di bypass gastrico.

Libro di bordo della manica gastrica

Data : / /

Peso

Consumo di acqua

1 Coppa = 8 OZ

Farmaci/ integratori

	basso	medio	alto
Qualità del sonno	○	○	○
Livello di energia	○	○	○
Livello di attività	○	○	○

Il mio stato d'animo cattivo ○○○○ normale ○○○○○ buono ○

Esercizio

Note, obiettivi, eventi quotidiani

Registrazione degli alimenti

Alimentazione	Tempo	Immediatamente	Dopo 1 ora	Dopo 3 ore

Traccia la dieta, l'umore, i pasti, le calorie, i farmaci/gli integratori, l'esercizio fisico, il peso e l'intervento di bypass gastrico.

Libro di bordo della manica gastrica

Data : / /

Peso

Consumo di acqua

1 Coppa = 8 OZ

Farmaci/ integratori

	basso	medio	alto
Qualità del sonno	○	○	○
Livello di energia	○	○	○
Livello di attività	○	○	○

Il mio stato d'animo — cattivo ○○○○○○○○○○ normale … buono

Esercizio

Note, obiettivi, eventi quotidiani

Registrazione degli alimenti

Alimentazione	Tempo	Immediatamente	Dopo 1 ora	Dopo 3 ore

Traccia la dieta, l'umore, i pasti, le calorie, i farmaci/gli integratori, l'esercizio fisico, il peso e l'intervento di bypass gastrico.

Libro di bordo della manica gastrica

Data : / /

Peso

Consumo di acqua

1 Coppa = 8 OZ

Farmaci/ integratori

	basso	medio	alto
Qualità del sonno	○	○	○
Livello di energia	○	○	○
Livello di attività	○	○	○

Il mio stato d'animo cattivo … normale … buono
○○○○○○○○○○

Esercizio

Note, obiettivi, eventi quotidiani

Registrazione degli alimenti

Alimentazione	Tempo	Immediatamente	Dopo 1 ora	Dopo 3 ore

Traccia la dieta, l'umore, i pasti, le calorie, i farmaci/gli integratori, l'esercizio fisico, il peso e l'intervento di bypass gastrico.

Libro di bordo della manica gastrica

Data : / /

Peso

Consumo di acqua

1 Coppa = 8 OZ

Farmaci/ integratori

	basso	medio	alto
Qualità del sonno	○	○	○
Livello di energia	○	○	○
Livello di attività	○	○	○

Il mio stato d'animo

cattivo — normale — buono

○○○○○○○○○○

Esercizio

Note, obiettivi, eventi quotidiani

Registrazione degli alimenti

Alimentazione	Tempo	Immediatamente	Dopo 1 ora	Dopo 3 ore

Traccia la dieta, l'umore, i pasti, le calorie, i farmaci/gli integratori, l'esercizio fisico, il peso e l'intervento di bypass gastrico.

Libro di bordo della manica gastrica

Data : / /

Peso

Consumo di acqua

1 Coppa = 8 OZ

Farmaci/ integratori

	basso	medio	alto
Qualità del sonno	○	○	○
Livello di energia	○	○	○
Livello di attività	○	○	○

Il mio stato d'animo

cattivo ○○○○ normale ○○○○○ buono ○

Esercizio

Note, obiettivi, eventi quotidiani

Registrazione degli alimenti

Alimentazione	Tempo	Immediatamente	Dopo 1 ora	Dopo 3 ore

Traccia la dieta, l'umore, i pasti, le calorie, i farmaci/gli integratori, l'esercizio fisico, il peso e l'intervento di bypass gastrico.

Libro di bordo della manica gastrica

Data : / /

Peso

Consumo di acqua

1 Coppa = 8 OZ

Farmaci/ integratori

	basso	medio	alto
Qualità del sonno	○	○	○
Livello di energia	○	○	○
Livello di attività	○	○	○

Il mio stato d'animo cattivo ○○○○ normale ○○○○○ buono ○

Esercizio

Note, obiettivi, eventi quotidiani

Registrazione degli alimenti

Alimentazione	Tempo	Immediatamente	Dopo 1 ora	Dopo 3 ore

Traccia la dieta, l'umore, i pasti, le calorie, i farmaci/gli integratori, l'esercizio fisico, il peso e l'intervento di bypass gastrico.

Libro di bordo della manica gastrica

Data : / /

Peso

Consumo di acqua

1 Coppa = 8 OZ

Farmaci/ integratori

	basso	medio	alto
Qualità del sonno	○	○	○
Livello di energia	○	○	○
Livello di attività	○	○	○

Il mio stato d'animo cattivo ○○○○ normale ○○○○○ buono ○

Esercizio

Note, obiettivi, eventi quotidiani

Registrazione degli alimenti

Alimentazione	Tempo	Immediatamente	Dopo 1 ora	Dopo 3 ore

Traccia la dieta, l'umore, i pasti, le calorie, i farmaci/gli integratori, l'esercizio fisico, il peso e l'intervento di bypass gastrico.

Libro di bordo della manica gastrica

Data :   /   /

Peso

Consumo di acqua

1 Coppa = 8 OZ

Farmaci/ integratori

	basso	medio	alto
Qualità del sonno	○	○	○
Livello di energia	○	○	○
Livello di attività	○	○	○

Il mio stato d'animo — cattivo ○○○○ normale ○○○○○ buono ○

Esercizio

Note, obiettivi, eventi quotidiani

Registrazione degli alimenti

Alimentazione	Tempo	Immediatamente	Dopo 1 ora	Dopo 3 ore

Traccia la dieta, l'umore, i pasti, le calorie, i farmaci/gli integratori, l'esercizio fisico, il peso e l'intervento di bypass gastrico.

Libro di bordo della manica gastrica

Data : / /

Peso

Consumo di acqua

1 Coppa = 8 OZ

Farmaci/ integratori

	basso	medio	alto
Qualità del sonno	○	○	○
Livello di energia	○	○	○
Livello di attività	○	○	○

Il mio stato d'animo cattivo ○○○○ normale ○○○○○ buono ○

Esercizio

Note, obiettivi, eventi quotidiani

Registrazione degli alimenti

Alimentazione	Tempo	Immediatamente	Dopo 1 ora	Dopo 3 ore

Traccia la dieta, l'umore, i pasti, le calorie, i farmaci/gli integratori, l'esercizio fisico, il peso e l'intervento di bypass gastrico.

Libro di bordo della manica gastrica

Data : / /

Peso

Farmaci/ integratori

Consumo di acqua

1 Coppa = 8 OZ

	basso	medio	alto
Qualità del sonno	○	○	○
Livello di energia	○	○	○
Livello di attività	○	○	○

Il mio stato d'animo

cattivo normale buono

○○○○○○○○○○

Esercizio

Note, obiettivi, eventi quotidiani

Registrazione degli alimenti

Alimentazione	Tempo	Immediatamente	Dopo 1 ora	Dopo 3 ore

Traccia la dieta, l'umore, i pasti, le calorie, i farmaci/gli integratori, l'esercizio fisico, il peso e l'intervento di bypass gastrico.

Libro di bordo della manica gastrica

Data : / /

Peso

Consumo di acqua

1 Coppa = 8 OZ

Farmaci/ integratori

	basso	medio	alto
Qualità del sonno	○	○	○
Livello di energia	○	○	○
Livello di attività	○	○	○

Il mio stato d'animo — cattivo ○○○○○ normale ○○○○ buono ○

Esercizio

Note, obiettivi, eventi quotidiani

Registrazione degli alimenti

Alimentazione	Tempo	Immediatamente	Dopo 1 ora	Dopo 3 ore

Traccia la dieta, l'umore, i pasti, le calorie, i farmaci/gli integratori, l'esercizio fisico, il peso e l'intervento di bypass gastrico.

Libro di bordo della manica gastrica

Data : / /

Peso

Consumo di acqua

1 Coppa = 8 OZ

Farmaci/ integratori

	basso	medio	alto
Qualità del sonno	○	○	○
Livello di energia	○	○	○
Livello di attività	○	○	○

Il mio stato d'animo cattivo ○○○○ normale ○○○○○ buono ○

Esercizio

Note, obiettivi, eventi quotidiani

Registrazione degli alimenti

Alimentazione	Tempo	Immediatamente	Dopo 1 ora	Dopo 3 ore

Traccia la dieta, l'umore, i pasti, le calorie, i farmaci/gli integratori, l'esercizio fisico, il peso e l'intervento di bypass gastrico.

Libro di bordo della manica gastrica

Data : / /

Peso

Consumo di acqua

1 Coppa = 8 OZ

Farmaci/ integratori

	basso	medio	alto
Qualità del sonno	○	○	○
Livello di energia	○	○	○
Livello di attività	○	○	○

Il mio stato d'animo cattivo ○○○○ normale ○○○○○ buono ○

Esercizio

Note, obiettivi, eventi quotidiani

Registrazione degli alimenti

Alimentazione	Tempo	Immediatamente	Dopo 1 ora	Dopo 3 ore

Traccia la dieta, l'umore, i pasti, le calorie, i farmaci/gli integratori, l'esercizio fisico, il peso e l'intervento di bypass gastrico.

Libro di bordo della manica gastrica

Data : / /

Peso

Farmaci/ integratori

Consumo di acqua

1 Coppa = 8 OZ

	basso	medio	alto
Qualità del sonno	○	○	○
Livello di energia	○	○	○
Livello di attività	○	○	○

Il mio stato d'animo — cattivo … normale … buono

○ ○ ○ ○ ○ ○ ○ ○ ○ ○

Esercizio

Note, obiettivi, eventi quotidiani

Registrazione degli alimenti

Alimentazione	Tempo	Immediatamente	Dopo 1 ora	Dopo 3 ore

Traccia la dieta, l'umore, i pasti, le calorie, i farmaci/gli integratori, l'esercizio fisico, il peso e l'intervento di bypass gastrico.

Libro di bordo della manica gastrica

Data : / /

Peso

Consumo di acqua

1 Coppa = 8 OZ

Farmaci/ integratori

	basso	medio	alto
Qualità del sonno	○	○	○
Livello di energia	○	○	○
Livello di attività	○	○	○

Il mio stato d'animo — cattivo ○○○○ normale ○○○○○ buono ○

Esercizio

Note, obiettivi, eventi quotidiani

Registrazione degli alimenti

Alimentazione	Tempo	Immediatamente	Dopo 1 ora	Dopo 3 ore

Traccia la dieta, l'umore, i pasti, le calorie, i farmaci/gli integratori, l'esercizio fisico, il peso e l'intervento di bypass gastrico.

Libro di bordo della manica gastrica

Data : / /

Peso

Consumo di acqua

1 Coppa = 8 OZ

Farmaci/ integratori

	basso	medio	alto
Qualità del sonno	○	○	○
Livello di energia	○	○	○
Livello di attività	○	○	○

Il mio stato d'animo — cattivo ○○○○ normale ○○○○○ buono ○

Esercizio

Note, obiettivi, eventi quotidiani

Registrazione degli alimenti

Alimentazione	Tempo	Immediatamente	Dopo 1 ora	Dopo 3 ore

Traccia la dieta, l'umore, i pasti, le calorie, i farmaci/gli integratori, l'esercizio fisico, il peso e l'intervento di bypass gastrico.

Libro di bordo della manica gastrica

Data : / /

Peso

Consumo di acqua

1 Coppa = 8 OZ

Farmaci/ integratori

	basso	medio	alto
Qualità del sonno	○	○	○
Livello di energia	○	○	○
Livello di attività	○	○	○

Il mio stato d'animo — cattivo ○○○○ normale ○○○○○ buono ○

Esercizio

Note, obiettivi, eventi quotidiani

Registrazione degli alimenti

Alimentazione	Tempo	Immediatamente	Dopo 1 ora	Dopo 3 ore

Traccia la dieta, l'umore, i pasti, le calorie, i farmaci/gli integratori, l'esercizio fisico, il peso e l'intervento di bypass gastrico.

Libro di bordo della manica gastrica

Data : / /

Peso

Consumo di acqua

1 Coppa = 8 OZ

Farmaci/ integratori

	basso	medio	alto
Qualità del sonno	○	○	○
Livello di energia	○	○	○
Livello di attività	○	○	○

Il mio stato d'animo cattivo ○○○○ normale ○○○○○ buono ○

Esercizio

Note, obiettivi, eventi quotidiani

Registrazione degli alimenti

Alimentazione	Tempo	Immediatamente	Dopo 1 ora	Dopo 3 ore

Traccia la dieta, l'umore, i pasti, le calorie, i farmaci/gli integratori, l'esercizio fisico, il peso e l'intervento di bypass gastrico.

Libro di bordo della manica gastrica

Data : / /

Peso

Consumo di acqua

1 Coppa = 8 OZ

Farmaci/ integratori

	basso	medio	alto
Qualità del sonno	○	○	○
Livello di energia	○	○	○
Livello di attività	○	○	○

Il mio stato d'animo cattivo ○○○○ normale ○○○○○ buono ○

Esercizio

Note, obiettivi, eventi quotidiani

Registrazione degli alimenti

Alimentazione	Tempo	Immediatamente	Dopo 1 ora	Dopo 3 ore

Traccia la dieta, l'umore, i pasti, le calorie, i farmaci/gli integratori, l'esercizio fisico, il peso e l'intervento di bypass gastrico.

Libro di bordo della manica gastrica

Data : / /

Peso

Consumo di acqua

1 Coppa = 8 OZ

Farmaci/ integratori

	basso	medio	alto
Qualità del sonno	○	○	○
Livello di energia	○	○	○
Livello di attività	○	○	○

Il mio stato d'animo cattivo ○○○○ normale ○○○○○ buono ○

Esercizio

Note, obiettivi, eventi quotidiani

Registrazione degli alimenti

Alimentazione	Tempo	Immediatamente	Dopo 1 ora	Dopo 3 ore

Traccia la dieta, l'umore, i pasti, le calorie, i farmaci/gli integratori, l'esercizio fisico, il peso e l'intervento di bypass gastrico.

Libro di bordo della manica gastrica

Data : / /

Peso

Consumo di acqua

1 Coppa = 8 OZ

Farmaci/ integratori

	basso	medio	alto
Qualità del sonno	○	○	○
Livello di energia	○	○	○
Livello di attività	○	○	○

Il mio stato d'animo cattivo ○○○○ normale ○○○○○ buono ○

Esercizio

Note, obiettivi, eventi quotidiani

Registrazione degli alimenti

Alimentazione	Tempo	Immediatamente	Dopo 1 ora	Dopo 3 ore

Traccia la dieta, l'umore, i pasti, le calorie, i farmaci/gli integratori, l'esercizio fisico, il peso e l'intervento di bypass gastrico.

Libro di bordo della manica gastrica

Data : / /

Peso

Consumo di acqua

1 Coppa = 8 OZ

Farmaci/ integratori

	basso	medio	alto
Qualità del sonno	○	○	○
Livello di energia	○	○	○
Livello di attività	○	○	○

Il mio stato d'animo cattivo ○○○○○ normale ○○○○○ buono

Esercizio

Note, obiettivi, eventi quotidiani

Registrazione degli alimenti

Alimentazione	Tempo	Immediatamente	Dopo 1 ora	Dopo 3 ore

Traccia la dieta, l'umore, i pasti, le calorie, i farmaci/gli integratori, l'esercizio fisico, il peso e l'intervento di bypass gastrico.

Libro di bordo della manica gastrica

Data : / /

Peso

Consumo di acqua

1 Coppa = 8 OZ

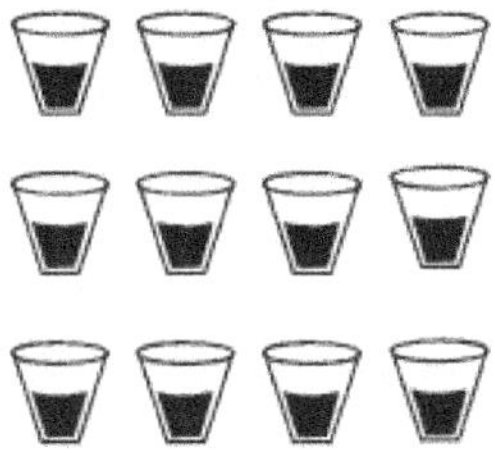

Farmaci/ integratori

	basso	medio	alto
Qualità del sonno	○	○	○
Livello di energia	○	○	○
Livello di attività	○	○	○

Il mio stato d'animo cattivo ○ ○ ○ ○ normale ○ ○ ○ ○ ○ buono ○

Esercizio

Note, obiettivi, eventi quotidiani

Registrazione degli alimenti

Alimentazione	Tempo	Immediatamente	Dopo 1 ora	Dopo 3 ore

Traccia la dieta, l'umore, i pasti, le calorie, i farmaci/gli integratori, l'esercizio fisico, il peso e l'intervento di bypass gastrico.

Libro di bordo della manica gastrica

Data : / /

Peso

Consumo di acqua

1 Coppa = 8 OZ

Farmaci/ integratori

	basso	medio	alto
Qualità del sonno	○	○	○
Livello di energia	○	○	○
Livello di attività	○	○	○

Il mio stato d'animo

cattivo ○ ○ ○ ○ normale ○ ○ ○ ○ ○ buono ○

Esercizio

Note, obiettivi, eventi quotidiani

Registrazione degli alimenti

Alimentazione	Tempo	Immediatamente	Dopo 1 ora	Dopo 3 ore

Traccia la dieta, l'umore, i pasti, le calorie, i farmaci/gli integratori, l'esercizio fisico, il peso e l'intervento di bypass gastrico.

Libro di bordo della manica gastrica

Data : / /

Peso

Consumo di acqua

1 Coppa = 8 OZ

Farmaci/ integratori

	basso	medio	alto
Qualità del sonno	○	○	○
Livello di energia	○	○	○
Livello di attività	○	○	○

Il mio stato d'animo cattivo ○○○○ normale ○○○○○ buono ○

Esercizio

Note, obiettivi, eventi quotidiani

Registrazione degli alimenti

Alimentazione	Tempo	Immediatamente	Dopo 1 ora	Dopo 3 ore

Traccia la dieta, l'umore, i pasti, le calorie, i farmaci/gli integratori, l'esercizio fisico, il peso e l'intervento di bypass gastrico.

Libro di bordo della manica gastrica

Data : / /

Peso

Consumo di acqua

1 Coppa = 8 OZ

Farmaci/ integratori

	basso	medio	alto
Qualità del sonno	○	○	○
Livello di energia	○	○	○
Livello di attività	○	○	○

Il mio stato d'animo — cattivo … normale … buono

○○○○○○○○○○

Esercizio

Note, obiettivi, eventi quotidiani

Registrazione degli alimenti

Alimentazione	Tempo	Immediatamente	Dopo 1 ora	Dopo 3 ore

Traccia la dieta, l'umore, i pasti, le calorie, i farmaci/gli integratori, l'esercizio fisico, il peso e l'intervento di bypass gastrico.

Libro di bordo della manica gastrica

Data : / /

Peso

Consumo di acqua

1 Coppa = 8 OZ

Farmaci/ integratori

	basso	medio	alto
Qualità del sonno	○	○	○
Livello di energia	○	○	○
Livello di attività	○	○	○

Il mio stato d'animo cattivo ○○○○ normale ○○○○○ buono ○

Esercizio

Note, obiettivi, eventi quotidiani

Registrazione degli alimenti

Alimentazione	Tempo	Immediatamente	Dopo 1 ora	Dopo 3 ore

Traccia la dieta, l'umore, i pasti, le calorie, i farmaci/gli integratori, l'esercizio fisico, il peso e l'intervento di bypass gastrico.

Libro di bordo della manica gastrica

Data : / /

Peso

Farmaci/ integratori

Consumo di acqua

1 Coppa = 8 OZ

	basso	medio	alto
Qualità del sonno	○	○	○
Livello di energia	○	○	○
Livello di attività	○	○	○

Il mio stato d'animo

cattivo — normale — buono

○○○○○○○○○○

Esercizio

Note, obiettivi, eventi quotidiani

Registrazione degli alimenti

Alimentazione	Tempo	Immediatamente	Dopo 1 ora	Dopo 3 ore

Traccia la dieta, l'umore, i pasti, le calorie, i farmaci/gli integratori, l'esercizio fisico, il peso e l'intervento di bypass gastrico.

Libro di bordo della manica gastrica

Data : / /

Peso

Consumo di acqua

1 Coppa = 8 OZ

Farmaci/ integratori

	basso	medio	alto
Qualità del sonno	○	○	○
Livello di energia	○	○	○
Livello di attività	○	○	○

Il mio stato d'animo cattivo ○○○○ normale ○○○○○ buono ○

Esercizio

Note, obiettivi, eventi quotidiani

Registrazione degli alimenti

Alimentazione	Tempo	Immediatamente	Dopo 1 ora	Dopo 3 ore

Traccia la dieta, l'umore, i pasti, le calorie, i farmaci/gli integratori, l'esercizio fisico, il peso e l'intervento di bypass gastrico.

Libro di bordo della manica gastrica

Data : / /

Peso

Consumo di acqua

1 Coppa = 8 OZ

Farmaci/ integratori

	basso	medio	alto
Qualità del sonno	○	○	○
Livello di energia	○	○	○
Livello di attività	○	○	○

Il mio stato d'animo — cattivo ○ ○ ○ ○ normale ○ ○ ○ ○ ○ buono ○

Esercizio

Note, obiettivi, eventi quotidiani

Registrazione degli alimenti

Alimentazione	Tempo	Immediatamente	Dopo 1 ora	Dopo 3 ore

Traccia la dieta, l'umore, i pasti, le calorie, i farmaci/gli integratori, l'esercizio fisico, il peso e l'intervento di bypass gastrico.

Libro di bordo della manica gastrica

Data : / /

Peso

Consumo di acqua

1 Coppa = 8 OZ

Farmaci/ integratori

	basso	medio	alto
Qualità del sonno	○	○	○
Livello di energia	○	○	○
Livello di attività	○	○	○

Il mio stato d'animo cattivo ○○○○ normale ○○○○○ buono ○

Esercizio

Note, obiettivi, eventi quotidiani

Registrazione degli alimenti

Alimentazione	Tempo	Immediatamente	Dopo 1 ora	Dopo 3 ore

Traccia la dieta, l'umore, i pasti, le calorie, i farmaci/gli integratori, l'esercizio fisico, il peso e l'intervento di bypass gastrico.

Libro di bordo della manica gastrica

Data : / /

Peso

Farmaci/ integratori

Consumo di acqua

1 Coppa = 8 OZ

	basso	medio	alto
Qualità del sonno	○	○	○
Livello di energia	○	○	○
Livello di attività	○	○	○

Il mio stato d'animo cattivo ○○○○ normale ○○○○○ buono ○

Esercizio

Note, obiettivi, eventi quotidiani

Registrazione degli alimenti

Alimentazione	Tempo	Immediatamente	Dopo 1 ora	Dopo 3 ore

Traccia la dieta, l'umore, i pasti, le calorie, i farmaci/gli integratori, l'esercizio fisico, il peso e l'intervento di bypass gastrico.

Libro di bordo della manica gastrica

Data : / /

Peso

Consumo di acqua

1 Coppa = 8 OZ

Farmaci/ integratori

	basso	medio	alto
Qualità del sonno	○	○	○
Livello di energia	○	○	○
Livello di attività	○	○	○

Il mio stato d'animo cattivo ○○○○ normale ○○○○○ buono ○

Esercizio

Note, obiettivi, eventi quotidiani

Registrazione degli alimenti

Alimentazione	Tempo	Immediatamente	Dopo 1 ora	Dopo 3 ore

Traccia la dieta, l'umore, i pasti, le calorie, i farmaci/gli integratori, l'esercizio fisico, il peso e l'intervento di bypass gastrico.

Libro di bordo della manica gastrica

Data : / /

Peso

Consumo di acqua

1 Coppa = 8 OZ

Farmaci/ integratori

	basso	medio	alto
Qualità del sonno	○	○	○
Livello di energia	○	○	○
Livello di attività	○	○	○

Il mio stato d'animo cattivo ○○○○ normale ○○○○○ buono ○

Esercizio

Note, obiettivi, eventi quotidiani

Registrazione degli alimenti

Alimentazione	Tempo	Immediatamente	Dopo 1 ora	Dopo 3 ore

Traccia la dieta, l'umore, i pasti, le calorie, i farmaci/gli integratori, l'esercizio fisico, il peso e l'intervento di bypass gastrico.

Libro di bordo della manica gastrica

Data : / /

Peso

Farmaci/ integratori

Consumo di acqua

1 Coppa = 8 OZ

	basso	medio	alto
Qualità del sonno	○	○	○
Livello di energia	○	○	○
Livello di attività	○	○	○

Il mio stato d'animo — cattivo ○○○○○ normale ○○○○ buono ○

Esercizio

Note, obiettivi, eventi quotidiani

Registrazione degli alimenti

Alimentazione	Tempo	Immediatamente	Dopo 1 ora	Dopo 3 ore

Traccia la dieta, l'umore, i pasti, le calorie, i farmaci/gli integratori, l'esercizio fisico, il peso e l'intervento di bypass gastrico.

Libro di bordo della manica gastrica

Data : / /

Peso

Consumo di acqua

1 Coppa = 8 OZ

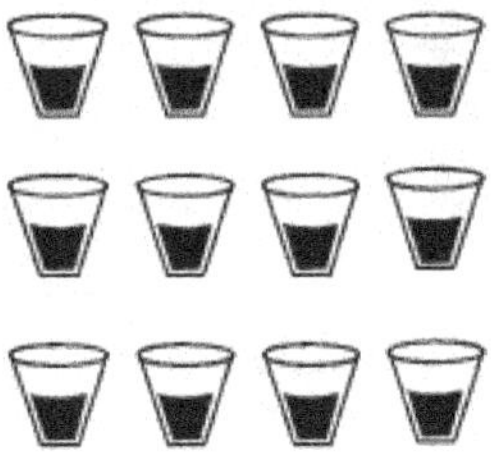

Farmaci/ integratori

	basso	medio	alto
Qualità del sonno	○	○	○
Livello di energia	○	○	○
Livello di attività	○	○	○

Il mio stato d'animo

cattivo ○ ○ ○ ○ normale ○ ○ ○ ○ ○ buono ○

Esercizio

Note, obiettivi, eventi quotidiani

Registrazione degli alimenti

Alimentazione	Tempo	Immediatamente	Dopo 1 ora	Dopo 3 ore

Traccia la dieta, l'umore, i pasti, le calorie, i farmaci/gli integratori, l'esercizio fisico, il peso e l'intervento di bypass gastrico.

Libro di bordo della manica gastrica

Data : / /

Peso

Consumo di acqua

1 Coppa = 8 OZ

Farmaci/ integratori

	basso	medio	alto
Qualità del sonno	○	○	○
Livello di energia	○	○	○
Livello di attività	○	○	○

Il mio stato d'animo cattivo ○○○○ normale ○○○○○ buono ○

Esercizio

Note, obiettivi, eventi quotidiani

Registrazione degli alimenti

Alimentazione	Tempo	Immediatamente	Dopo 1 ora	Dopo 3 ore

Traccia la dieta, l'umore, i pasti, le calorie, i farmaci/gli integratori, l'esercizio fisico, il peso e l'intervento di bypass gastrico.

Libro di bordo della manica gastrica

Data : / /

Peso

Consumo di acqua

1 Coppa = 8 OZ

Farmaci/ integratori

	basso	medio	alto
Qualità del sonno	○	○	○
Livello di energia	○	○	○
Livello di attività	○	○	○

Il mio stato d'animo

cattivo ○○○○ normale ○○○○○ buono ○

Esercizio

Note, obiettivi, eventi quotidiani

Registrazione degli alimenti

Alimentazione	Tempo	Immediatamente	Dopo 1 ora	Dopo 3 ore

Traccia la dieta, l'umore, i pasti, le calorie, i farmaci/gli integratori, l'esercizio fisico, il peso e l'intervento di bypass gastrico.

Libro di bordo della manica gastrica

Data : / /

Peso

Consumo di acqua

1 Coppa = 8 OZ

Farmaci/ integratori

	basso	medio	alto
Qualità del sonno	○	○	○
Livello di energia	○	○	○
Livello di attività	○	○	○

Il mio stato d'animo — cattivo ○○○○ normale ○○○○○ buono ○

Esercizio

Note, obiettivi, eventi quotidiani

Registrazione degli alimenti

Alimentazione	Tempo	Immediatamente	Dopo 1 ora	Dopo 3 ore

Traccia la dieta, l'umore, i pasti, le calorie, i farmaci/gli integratori, l'esercizio fisico, il peso e l'intervento di bypass gastrico.

Libro di bordo della manica gastrica

Data : / /

Peso

Consumo di acqua

1 Coppa = 8 OZ

Farmaci/ integratori

	basso	medio	alto
Qualità del sonno	○	○	○
Livello di energia	○	○	○
Livello di attività	○	○	○

Il mio stato d'animo cattivo ○○○○ normale ○○○○○ buono ○

Esercizio

Note, obiettivi, eventi quotidiani

Registrazione degli alimenti

Alimentazione	Tempo	Immediatamente	Dopo 1 ora	Dopo 3 ore

Traccia la dieta, l'umore, i pasti, le calorie, i farmaci/gli integratori, l'esercizio fisico, il peso e l'intervento di bypass gastrico.

Libro di bordo della manica gastrica

Data : / /

Peso

Consumo di acqua

1 Coppa = 8 OZ

Farmaci/ integratori

	basso	medio	alto
Qualità del sonno	○	○	○
Livello di energia	○	○	○
Livello di attività	○	○	○

Il mio stato d'animo cattivo ○○○○ normale ○○○○○ buono ○

Esercizio

Note, obiettivi, eventi quotidiani

Registrazione degli alimenti

Alimentazione	Tempo	Immediatamente	Dopo 1 ora	Dopo 3 ore

Traccia la dieta, l'umore, i pasti, le calorie, i farmaci/gli integratori, l'esercizio fisico, il peso e l'intervento di bypass gastrico.

Libro di bordo della manica gastrica

Data : / /

Peso

Consumo di acqua

1 Coppa = 8 OZ

Farmaci/ integratori

	basso	medio	alto
Qualità del sonno	○	○	○
Livello di energia	○	○	○
Livello di attività	○	○	○

Il mio stato d'animo cattivo ○ ○ ○ ○ normale ○ ○ ○ ○ ○ buono ○

Esercizio

Note, obiettivi, eventi quotidiani

Registrazione degli alimenti

Alimentazione	Tempo	Immediatamente	Dopo 1 ora	Dopo 3 ore

Traccia la dieta, l'umore, i pasti, le calorie, i farmaci/gli integratori, l'esercizio fisico, il peso e l'intervento di bypass gastrico.

Libro di bordo della manica gastrica

Data : / /

Peso

Consumo di acqua

1 Coppa = 8 OZ

Farmaci/ integratori

	basso	medio	alto
Qualità del sonno	○	○	○
Livello di energia	○	○	○
Livello di attività	○	○	○

Il mio stato d'animo

cattivo normale buono

○○○○○○○○○○

Esercizio

Note, obiettivi, eventi quotidiani

Registrazione degli alimenti

Alimentazione	Tempo	Immediatamente	Dopo 1 ora	Dopo 3 ore

Traccia la dieta, l'umore, i pasti, le calorie, i farmaci/gli integratori, l'esercizio fisico, il peso e l'intervento di bypass gastrico.

Libro di bordo della manica gastrica

Data : / /

Peso

Consumo di acqua

1 Coppa = 8 OZ

Farmaci/ integratori

	basso	medio	alto
Qualità del sonno	○	○	○
Livello di energia	○	○	○
Livello di attività	○	○	○

Il mio stato d'animo

cattivo normale buono

○○○○○○○○○○

Esercizio

Note, obiettivi, eventi quotidiani

Registrazione degli alimenti

Alimentazione	Tempo	Immediatamente	Dopo 1 ora	Dopo 3 ore

Traccia la dieta, l'umore, i pasti, le calorie, i farmaci/gli integratori, l'esercizio fisico, il peso e l'intervento di bypass gastrico.

Libro di bordo della manica gastrica

Data : / /

Peso

Consumo di acqua

1 Coppa = 8 OZ

Farmaci/ integratori

	basso	medio	alto
Qualità del sonno	○	○	○
Livello di energia	○	○	○
Livello di attività	○	○	○

Il mio stato d'animo cattivo ○○○○ normale ○○○○○ buono ○

Esercizio

Note, obiettivi, eventi quotidiani

Registrazione degli alimenti

Alimentazione	Tempo	Immediatamente	Dopo 1 ora	Dopo 3 ore

Traccia la dieta, l'umore, i pasti, le calorie, i farmaci/gli integratori, l'esercizio fisico, il peso e l'intervento di bypass gastrico.

Libro di bordo della manica gastrica

Data : / /

Peso

Farmaci/ integratori

Consumo di acqua

1 Coppa = 8 OZ

	basso	medio	alto
Qualità del sonno	○	○	○
Livello di energia	○	○	○
Livello di attività	○	○	○

Il mio stato d'animo — cattivo ○ ○ ○ ○ normale ○ ○ ○ ○ ○ buono ○

Esercizio

Note, obiettivi, eventi quotidiani

Registrazione degli alimenti

Alimentazione	Tempo	Immediatamente	Dopo 1 ora	Dopo 3 ore

Traccia la dieta, l'umore, i pasti, le calorie, i farmaci/gli integratori, l'esercizio fisico, il peso e l'intervento di bypass gastrico.

Libro di bordo della manica gastrica

Data : / /

Peso

Consumo di acqua

1 Coppa = 8 OZ

Farmaci/ integratori

	basso	medio	alto
Qualità del sonno	○	○	○
Livello di energia	○	○	○
Livello di attività	○	○	○

Il mio stato d'animo cattivo ○○○○ normale ○○○○○ buono ○

Esercizio

Note, obiettivi, eventi quotidiani

Registrazione degli alimenti

Alimentazione	Tempo	Immediatamente	Dopo 1 ora	Dopo 3 ore

Traccia la dieta, l'umore, i pasti, le calorie, i farmaci/gli integratori, l'esercizio fisico, il peso e l'intervento di bypass gastrico.

Libro di bordo della manica gastrica

Data : / /

Peso

Consumo di acqua

1 Coppa = 8 OZ

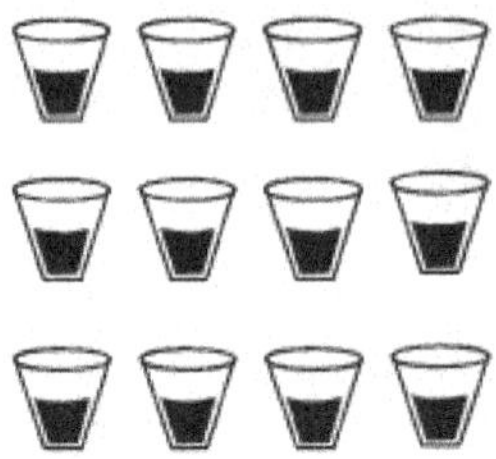

Farmaci/ integratori

	basso	medio	alto
Qualità del sonno	○	○	○
Livello di energia	○	○	○
Livello di attività	○	○	○

Il mio stato d'animo

cattivo ○○○○ normale ○○○○○ buono ○

Esercizio

Note, obiettivi, eventi quotidiani

Registrazione degli alimenti

Alimentazione	Tempo	Immediatamente	Dopo 1 ora	Dopo 3 ore

Traccia la dieta, l'umore, i pasti, le calorie, i farmaci/gli integratori, l'esercizio fisico, il peso e l'intervento di bypass gastrico.

Libro di bordo della manica gastrica

Data : / /

Peso

Consumo di acqua

1 Coppa = 8 OZ

Farmaci/ integratori

	basso	medio	alto
Qualità del sonno	○	○	○
Livello di energia	○	○	○
Livello di attività	○	○	○

Il mio stato d'animo cattivo ○○○○ normale ○○○○○ buono ○

Esercizio

Note, obiettivi, eventi quotidiani

Registrazione degli alimenti

Alimentazione	Tempo	Immediatamente	Dopo 1 ora	Dopo 3 ore

Traccia la dieta, l'umore, i pasti, le calorie, i farmaci/gli integratori, l'esercizio fisico, il peso e l'intervento di bypass gastrico.

Libro di bordo della manica gastrica

Data : / /

Peso

Farmaci/ integratori

Consumo di acqua

1 Coppa = 8 OZ

	basso	medio	alto
Qualità del sonno	○	○	○
Livello di energia	○	○	○
Livello di attività	○	○	○

Il mio stato d'animo

cattivo ○ ○ ○ ○ normale ○ ○ ○ ○ ○ buono ○

Esercizio

Note, obiettivi, eventi quotidiani

Registrazione degli alimenti

Alimentazione	Tempo	Immediatamente	Dopo 1 ora	Dopo 3 ore

Traccia la dieta, l'umore, i pasti, le calorie, i farmaci/gli integratori, l'esercizio fisico, il peso e l'intervento di bypass gastrico.

Libro di bordo della manica gastrica

Data : / /

Peso

Consumo di acqua

1 Coppa = 8 OZ

Farmaci/ integratori

	basso	medio	alto
Qualità del sonno	○	○	○
Livello di energia	○	○	○
Livello di attività	○	○	○

Il mio stato d'animo

cattivo normale buono

○○○○○○○○○○

Esercizio

Note, obiettivi, eventi quotidiani

Registrazione degli alimenti

Alimentazione	Tempo	Immediatamente	Dopo 1 ora	Dopo 3 ore

Traccia la dieta, l'umore, i pasti, le calorie, i farmaci/gli integratori, l'esercizio fisico, il peso e l'intervento di bypass gastrico.

Libro di bordo della manica gastrica

Data : / /

Peso

Consumo di acqua

1 Coppa = 8 OZ

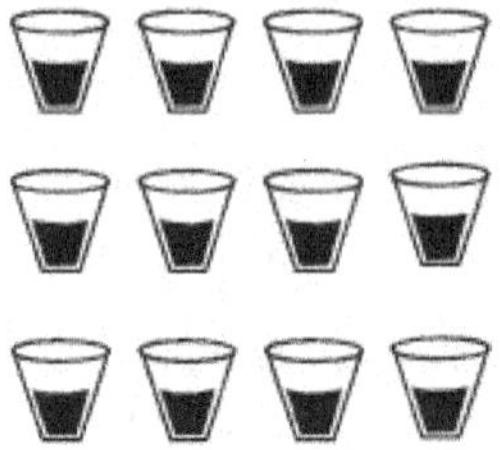

Farmaci/ integratori

	basso	medio	alto
Qualità del sonno	○	○	○
Livello di energia	○	○	○
Livello di attività	○	○	○

Il mio stato d'animo

cattivo ○ ○ ○ ○ normale ○ ○ ○ ○ ○ buono ○

Esercizio

Note, obiettivi, eventi quotidiani

Registrazione degli alimenti

Alimentazione	Tempo	Immediatamente	Dopo 1 ora	Dopo 3 ore

Traccia la dieta, l'umore, i pasti, le calorie, i farmaci/gli integratori, l'esercizio fisico, il peso e l'intervento di bypass gastrico.

Libro di bordo della manica gastrica

Data :   /   /

Peso

Consumo di acqua

1 Coppa = 8 OZ

Farmaci/ integratori

	basso	medio	alto
Qualità del sonno	○	○	○
Livello di energia	○	○	○
Livello di attività	○	○	○

Il mio stato d'animo — cattivo ○ ○ ○ ○ normale ○ ○ ○ ○ ○ buono ○

Esercizio

Note, obiettivi, eventi quotidiani

Registrazione degli alimenti

Alimentazione	Tempo	Immediatamente	Dopo 1 ora	Dopo 3 ore

Traccia la dieta, l'umore, i pasti, le calorie, i farmaci/gli integratori, l'esercizio fisico, il peso e l'intervento di bypass gastrico.

Libro di bordo della manica gastrica

Data : / /

Peso

Consumo di acqua

1 Coppa = 8 OZ

Farmaci/ integratori

	basso	medio	alto
Qualità del sonno	○	○	○
Livello di energia	○	○	○
Livello di attività	○	○	○

Il mio stato d'animo cattivo ○ ○ ○ ○ normale ○ ○ ○ ○ ○ buono ○

Esercizio

Note, obiettivi, eventi quotidiani

Registrazione degli alimenti

Alimentazione	Tempo	Immediatamente	Dopo 1 ora	Dopo 3 ore

Traccia la dieta, l'umore, i pasti, le calorie, i farmaci/gli integratori, l'esercizio fisico, il peso e l'intervento di bypass gastrico.

Libro di bordo della manica gastrica

Data : / /

Peso

Consumo di acqua

1 Coppa = 8 OZ

Farmaci/ integratori

	basso	medio	alto
Qualità del sonno	○	○	○
Livello di energia	○	○	○
Livello di attività	○	○	○

Il mio stato d'animo — cattivo ○○○○ normale ○○○○○ buono ○

Esercizio

Note, obiettivi, eventi quotidiani

Registrazione degli alimenti

Alimentazione	Tempo	Immediatamente	Dopo 1 ora	Dopo 3 ore

Traccia la dieta, l'umore, i pasti, le calorie, i farmaci/gli integratori, l'esercizio fisico, il peso e l'intervento di bypass gastrico.

CPSIA information can be obtained
at www.ICGtesting.com
Printed in the USA
LVHW031959030423
743357LV00015B/1722

9 783986 082284